3 Tage Blitz
Stoffwechselkur
für Zuhause

Impulse
Emotionen

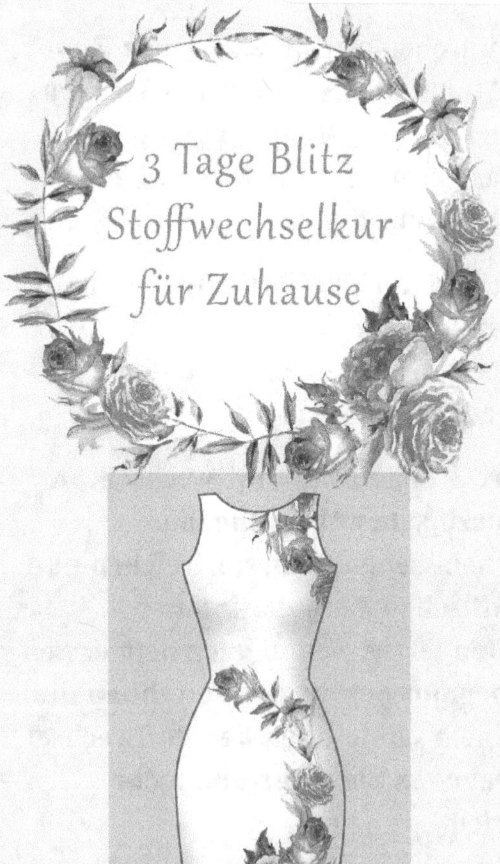

Vorwort

Sie wünschen sich einen flachen Bauch, eine Abnahme bis 6 Pfund in 3 Tagen, eine gestraffte Silhouette und eine schöne Rosenhaut für Ihre Sommer-Sonnen-Bikinifigur.

Sie möchten leicht und schnell schlank werden und Ihren trägen Winterstoffwechsel auf Hochtouren bringen!

Unsere 3 Tage Blitz-Stoffwechselkur, mit spezifischer Wirkung, aus naturbelassenen, nährstoffreichen und aromatischen Zutaten sind in 5 Minuten fertig. Schon nach dem ersten Flip beginnt bereits der Fettabbau und mit einem schnelleren Fettstoffwechsel verbrauchen Sie mehr und mehr Kalorien.

Mit 44 Stoffwechsel Flips zur Auswahl für Sie, wie z.B. dem Komponenten Stoffwechsel Flip für 300% mehr Sauerstoff, dem Grundumsatz-High Stoffwechsel Flip oder dem Hormon-Push Stoffwechsel Flip, bringen Sie Ihre Fettverbrennung in Schwung und entgiften Ihren Körper, mit allen positiven Effekten, wie gezielte Gewichtsreduktion, Balance Ihres Säure Haushalts, einem reinen Hautbild, der Regulation Ihrer Darmfunktion, einer Reduktion Ihres Stresslevels, einem erholsamen Schlaf und einer allgemeinen Erhöhung Ihrer Lebensenergie!

Was ist das Geheimnis der Kurzzeit Fettstoffwechsel Kur?

Welche Faktoren haben Auswirkungen auf Ihren Stoffwechsel?

Wie können Sie Ihren Fettstoffwechsel steuern?

Wie geht es Ihrem Stoffwechsel?

Mit dieser Form der Stoffwechseloptimierung reduzieren Sie Ihren Körperfettanteil deutlich, in kurzer Zeit und zwar an Ihren unliebsamen Fettdepots wie Bauch, Oberschenkel, Hüften und Po.

Gleichzeitig entgiften, entsäuern und entschlacken Sie Ihren Körper. Schnell und einfach. Ohne kochen, ohne stundenlange Vorbereitung, ohne aufwendiges einkaufen, ohne Kalorienzählen und ohne abwiegen.

Diese 3 Tage Kurzzeit Stoffwechselkur ist die ALL-inclusive-Lösung für Ihre Figurprobleme! Studien belegen, dass naturbelassene und hochwertige

Vitalstoffe und eine erhöhte Sauerstoffzufuhr die Fettverbrennung signifikant ankurbeln.

Unser Stoffwechsel ist die Gesamtheit aller Vorgänge, die sich in unseren Körperzellen abspielen. Dabei greift unser Körper einerseits auf die Nährstoffe zurück, die wir im zuführen, aber auch auf Reserven, die im Organismus angelegt sind. Er steuert unter anderem Prozesse wie die Aufschlüsselung der Nährstoffe, die Energiebereitstellung und den Transport von Abfallstoffen.

Sauerstoff ist der Treibstoff für unseren Stoffwechsel und Kälte regt ihn an, weil einer der Hauptaufgaben des Stoffwechsels die Balance der Körperkerntemperatur ist.

Ein gut funktionierender Stoffwechsel ist entscheidend für den Abnehmerfolg. Haben Sie bisher Diät an Diät gereiht und beim Absetzen primär auf die Reduktion von Kilokalorien gesetzt?

Dieses Verhalten könnte sich unvorteilhaft auf ihren Stoffwechsel ausgesetzt haben. Z.b. mit einer Über oder Unterproduktion biochemischer Substanzen oder Botenstoffe im Körper. Umwelteinflüsse, Ernährung, Lebensstil und auch, was vielen Menschen nicht bekannt ist, Medikamente können die komplexen Molekularstruktur auf der Enzymebene schädigen und führen zu mitochondrialen Störungen.

Der Mensch muss einen effektiven Stoffwechsel haben, insbesondere in den Ruhephasen und das bedeutet, dass sie sich den größten Teil der täglichen Energie überwiegend aus gesunden Fetten, auch Körperfetten und weniger aus Zucker holen.

Das Prinzip der Fettstoffwechsel Kur besteht darin, sich ganz auf natürliche Lebensmittel zu beschränken und mit ihrer Kombination spezifische Wirkungen zu erzielen. Das bedeutet, auf jegliche verarbeitete oder konservierte Lebensmittel zu verzichten. Ziel der Fettstoffwechsel Kur ist nicht nur eine Gewichtsreduktion, sondern auch eine langfristig gesunde Ernährungsphilosophie, sprich weg von ungesunden und verarbeiteten Fertigprodukten, hin zu frisch zubereiteter Ernährung, dem Clean Eating!

Die 3 Tage Blitz Stoffwechsel Kur schaltet das Stoffwechselgetriebe in hohe Gänge. Eiskalte Stoffwechsel Cocktails sind ein guter Kick, weil das braune Fettgewebe dabei hilft , die Körpertemperatur zu regeln, indem es Kalorien zu Brennstoff macht. Eiweiß gibt dem Stoffwechsel den Extra-Kick, denn bei Eiweiß werden 20 bis 40% der Kalorien zum Verdauen genutzt. Durch bestimmte Vitalstoffe, wird der Stoffwechsel angeregt und zwar über die Auswahl pflanzlicher Lebensmittel , die bestimmte Substanzen enthalten und bestimmte Enzyme im Körper aktivieren. Die wiederum bringen den Stoffwechsel auf Trab.

Äpfel wirken z.B. antioxidativ und beeinflussen die Aktivität der

Thrombozyten. Sie schützen Herz und Kreislauf. Himbeeren schützen Gene und Zellen, mit dem dunklen Farbstoff Anthocyan.

Der Stoff Capsaicin im Chili heizt nicht nur den Fettstoffwechsel an, sondern verdünnt das Blut und senkt den Blutzucker. Nüsse blockieren die Entwicklung von Fettzellen durch Piceatannol und die Grapefrucht wirkt positiv auf den Blutdruck und Cholesterinspiegel. Grüner Tee ist ein Stoffwechsel-Booster, wirkt antibakteriell und animiert die Gefäße den Bitterstoff Catechin auszuschütten. Die Kaffeesäure enthält mehrere Antioxidantien, die zellschützend wirken und immunstimulierend sind.

Kohl gleicht den Hormonhaushalt aus und entgiftet durch die Antioxidantien Indol 3 Carbinol. Orangen und andere Zitrusfrüchte fördern die Durchblutung und schützen das Gehirn durch Hesperidin. Die Isoflavone der Sojaprodukte sind Pflanzenfarbstoffe, die günstig auf Blutfett, Blutzucker und

Blutdruck wirken. Die Süßholzwurzel schützt die Darmgesundheit, Weintrauben und Rotwein schützen vor Diabetes und bewirken eine Lebensverlängerung. Sie sind ein Fettkiller durch den Pflanzenstoff Resveratrol.

Je mehr der Stoffwechsel gefordert wird, desto mehr arbeitet er auch und umgekehrt. Magnesium und Vitamin E verbessern ebenfalls den Fettstoffwechsel. Magnesium kommt u.a. in Schokolade, Bananen und Nüssen vor und natürlich in unseren Stoffwechsel Flips.

Vitamin E findet sich vermehrt im Olivenöl. Auch das Coenzym Q10 regt den Stoffwechsel an und findet sich im Olivenöl, Nüssen und vielen Kohlsorten.

Untersuchungen haben gezeigt, das Darmbakterien einen Einfluss auf den Stoffwechsel haben und Übergewicht auslösen können. Wissenschaftliche Studien belegen, dass es Schlankmacher und Dickmacher Bakterien im Darm gibt.

Die Firmicuten Bakterien sind die Dickmacher Bakterien. Die Gruppe der Schlankmacher Bakterien die Bacteroidetes.

Eine gesunde Darmflora resorbiert nicht nur weniger Kalorien, sondern bildet zudem Substanzen, die Heißhunger dämpfen und Appetit zügeln. Sie bekämpft Entzündungen und senkt den Stresshormonspiegel. Alles Effekte, die sich günstig auf das Gewicht auswirken. Das Verhältnis unsere Bakterienstämme beeinflusst die Fettverbrennungsleistung unseres Körpers. Die verschiedenen Bakterien verarbeiten Lebensmittel unterschiedlich und können die Fettverbrennung genauso ankurbeln wie bremsen.

Ausschlaggebend ist hier ein Protein namens FAF, dass in der Leber produziert wird und ein Enzym namens LPL blockiert, das verantwortlich für die Anlagerung von Fettpolstern ist. Je mehr FIAF sich im Körper befindet, desto weniger Fett wird eingelagert. Besonders schlechte Fette und

Industriezucker unterdrücken das Schlankmacher Protein. Mit einer natürlich süßen Ernährung und gesunden Fetten, wird die Fettverbrennung erheblich angekurbelt. MCT Öl , morgens im Espresso, ist ideal, um die Schlankmacher Darmbakterien zu aktivieren.

Folgende Lebensmittel vermehren die schlankmachenden Keime in unserem Darm: Hülsenfrüchte, Pastinaken, Schwarzwurzel, Endiviensalat und Lauchgemüse.

Zucker, gepökelte, geräucherte und stark verarbeitete Wurstwaren können unseren Darm vergiften. Ebenso schlechte Fette wie: Margarine, Mayonnaise und Schmalz. Sie bewirken weiterhin eine Veränderung des Säurehaushalt in unserem Körper und können sich so negativ auf unsere Psyche und sogar auf unser Verhalten auswirken.

Eine Mikrobiom Studie aus den USA stellte fest, dass je mehr unterschiedliche Pflanzenstoffe wir verzehren, desto mehr verschiedene Bakterien leben in unserem Darm ,halten ihn gesund und machen schlank!

Kluge, natürliche Lebensmittel programmieren die Darmbakterien auf abnehmen. Sogar 95% des Glückshormons Serotonin werden in spezialisierten Zellen im Darm gespeichert. Wenn das Gehirn Stresshormone wie Cortisol und Noradrenalin ausschüttet, schaltet der Darm in den Stressmodus, indem er verstärkt kontrahiert. Die Darmwände werden durchlässiger, der Dickdarm gibt mehr Wasser und Schleim ab und durch die Magen und Darmschleimhaut mehr Blut.

Künstliche Süßstoffe, wie Emulgatoren können unsere Darmflora schädigen. Um die Darmflora richtig zu füttern, sollten wir fermentierte Produkte konsumieren, wie Joghurt und Kefir.

Die ayurvedische Medizin lehrt, dass Gesundheit, auch die des Gehirns, im

Darm beginnt und nutzt uraltes Ernährungswissen.

Kaum etwas in unserem Körper geschieht ohne Hormone. Sie regulieren wichtige Stoffwechselvorgänge, wie Temperatur Blutdruck und Blutzucker. Durch Wachstumshormone, die vermehrt im Schlaf produziert werden und die durch bestimmte Lebensmittel aktiviert werden, purzeln ebenfalls die Pfunde. Dafür gibt es besondere 'Gute Nacht' Flips, für einen tiefen Schlaf und erhöhten Stoffwechsel !

Portulak statt Fructose ist reich an Omega 3 Fettsäuren und animiert die Produktion von Melatonin, dem Schlafhormon. Sogenannte saubere und gute Proteine, wie Linsen oder andere Hülsenfrüchte , schalten ebenfalls das Schlankprogramm ein.

Die besten Lebensmittel, um den Fettstoffwechsel anzukurbeln sind u.a. Zitronen, Limetten, Avocados und Oliven. Pistazien und Kürbiskerne regulieren das Hungergefühl und verbrennen mehr Fett. Das Hormon Adiuretin wird in den Fettzellen hergestellt und regelt das Sättigungsgefühl. Volle Fettzellen bremsen die Produktion dieses Hormons und steigern damit das Hungergefühl.

Eiweiß und gute Fette fördern die Produktion des Hormons Cholecystokinin und machen satt. Auch Nüsse steigern die Produktion.

Insulin spielt beim Abnehmen eine wichtige Rolle. Das Hormon reguliert den Blutzuckerspiegel und ist auch für die Regeneration nach einem Workout zuständig. Der Insulinspiegel wird hauptsächlich durch die Ernährung geregelt. Kohlenhydrate, Pasta, Süßigkeiten oder Teigwaren aus weißem Weizenmehl erhöhen das Hormon und verhindern das Abnehmen. Eiweißreiche Lebensmittel verjüngen Ihren Fettstoffwechsel um einige Jahre.

Die besten und gesündesten Süßmittel sind Ahornsirup, Apfeldicksaft,

Agavendicksaft, Birkenzucker, Dattelsirup, Reissirup und Stevia.

Mit der 3 Tage Fettstoffwechsel Kur schmelzen Ihre Pfunde schnell, leicht und ohne Hunger. Diese Wellnesstage sind Luxus pur für Ihre Figur und Gesundheit! (Alle Zutaten für die 3 Tage Kur sollten vorzugsweise in einem Bio-Laden gekauft werden oder in der Bio Abteilung Ihres Supermarktes!)

Die Stoffwechsel-Flips sind schnell und leicht im Mixer herzustellen. Sie sind eine Mischung aus gesunden, vitalstoffreichen und köstlich-aromatischen Lebensmitteln mit spezifischer Wirkung.

Bitte geben Sie alle Zutaten in Ihren Mixer. Auf höchster Stufe cremig mixen.

Hier einige Themen- Beispieltage:

- ❖ Stoffwechsel Glückstag:
  Glückshormon Flip + schlanker
  Superstar Flip + Indischer Anti-
  Fett Flip

- ➢ 100% High Stoffwechseltag:

  Fatburner Flip + Kilo Killer
  Flip + Bauchweg Flip

- • Frischer Stoffwechsel
  Sommertag:

  300% mehr Sauerstoff Flip +
  Sommerwiese Flip + Fett Killer
  Kräuter Flip

- ▪ Stoffwechsel Pendeltag:

  Darm mit Charme Flip + Detox-
  Meister Flip + Wasser marsch
  Flip

- ❖ Süßer Stoffwechsel Powertag:

Süß und würzig Feuer
Flip + Dr. Simeons
Eiweiß Flip + Fitness
Flip

❖ Harmonie-Relax
Stoffwechseltag:

Ayurvedischer Harmonie Flip
+ Seelenwärmer Flip +
Kloster Flip

✓ Schön und jung
Stoffwechseltag:

Rosenhaut Flip + Anti Cellulite
Flip + Kollagen Flip

44 Stoffwechsel Flips mit spezifischer Wirkung!

Kilo-Killer Stoffwechsel Flip

Eine Handvoll Himbeeren, eine rosa Grapefruit, Saft einer Zitrone, zwei Tassen Buttermilch, 1 Esslöffel Chia-Samen, 1 Teelöffel geriebener frischer Ingwer, einen halben Teelöffel Kurkuma Pulver oder ein Teelöffel frisch geriebene Kurkuma, eine Messerspitze Cayennepfeffer, ein halben Teelöffel Zimtpulver, ein Esslöffel getrocknete Papayakerne.

Papayakerne wirken verdauungsfördernd, regenerieren die Leber, wirken antibakteriell und entzündungshemmend, stärken das Immunsystem.

Extra lange satt Flip

Eine halbe Bio Gurke, eine reife Avocado, 3 Esslöffel Zitronensaft, 2 Esslöffel Agavendicksaft, drei Esslöffel Papayasaft, ein Esslöffel Amaranth Pulver, ein Esslöffel geröstete Roggenkerne.

Roggenkerne enthalten viele Ballaststoffe, Vitamine, Eisen, Protein, Magnesium, entgiften und reduzieren das Körperfett an der Taille.

Bauch weg Stoffwechsel Flip

Ein grüner Bio Apfel mit Schale, eine Gurke, eine Handvoll frische Basilikumblätter, eine Handvoll frische Minzblätter, 1 Esslöffel Zitronensaft, 1 Esslöffel Honig, ein Teelöffel kaltgepresstes Rapsöl.

Kaltgepresstes Rapsöl ist eine Wunderwaffe gegen Bauchfett laut Studie der Penn State University in den USA. Rapsöl senkt den LDL Cholesterinspiegel und enthält die Antioxidantien Vitamin E und Carotinoide.

Dr.Simeons Eiweiß

2 Esslöffel Eiweißpulver, ein Teelöffel Omega 3 Öl, ein Teelöffel Traubenkernextrakt, eine aufgelöste Multivitamintablette, eine Handvoll frische oder gefrorene Erdbeeren, eine Prise Schwefelpulver.

Schwefel ist hochwirksam gegen Gelenkentzündungen, Allergien und Verdauungsbeschwerden. Schwefel fördert schöne Haut, Haare und Nägel. Außerdem wirkt der Schwefel antioxidativ.

24/3 High Stoffwechsel Flip

Zwei Tassen grüner eisgekühlter Tee, eine halbe Wassermelone, eine Handvoll frische Katzenminze, eine Handvoll frischer Beifuß und Schnittlauch, ein Spritzer Zitrone.

Die Bitterstoffe aus dem Beifuß fördern die Verdauung und kurbeln den Stoffwechsel an. Der hohe Kaliumgehalt in Schnittlauch wirkt gegen Wassereinlagerungen. Mit diesem Flip läuft ihr Stoffwechsel 24 Stunden auf Hochtouren.

Schlankzellen Flip

Ein Esslöffel Omega 3 Öl, ein Teelöffel Sonnenblumenöl, 3 Esslöffel Chia-Samen, zwei reife Avocado.

Omega 3 Fischöl normalisiert einen gestörten Stoffwechsel und erhöht ihn. Omega 3 Fischöl zündet den Rezeptor gegen Entzündungen in reifen Fettzellen an und verringert den Fettanteil und Körperumfang. Es hilft Muskelmasse aufzubauen.

100% Stoffwechsel Cleansing Flip

Eine halbe Tasse frisch gepressten Zitronensaft, ein Esslöffel Melasse, eine Prise Cayennepfeffer, zwei Tassen frisch gepressten Orangensaft, 1Teelöffel Kreuzkümmel.

Wissenschaftler der la Trobe Universität in Australien haben in einer wissenschaftlichen Studie festgestellt, dass Melasse den Darm reinigt, das Hungerhormon Leptin reduziert, antioxidativ wirkt und die Blutbildung fördert. Forscher bezeichnen

Kreuzkümmel als ein Wundermittel und das ultimative Schlankheits Gewürz ,zur gezielten Gewichtsreduktion an den Depotfetten. Darüber hinaus reduziert Kreuzkümmel ,durch seine Pflanzenstoff Phytosterole, den Körperfettanteil. Kreuzkümmel pusht den Stoffwechsel von 0 auf 100 und sogar Gewichtsreduktionen, um das vierfache über normal, wurden bei Studien festgestellt.

Power Stoffwechsel Flip

Ein Esslöffel Kokosöl , ein Teelöffel Marple Sirup, zwei Esslöffel Erdnussbutter, ein Esslöffel Hanfprotein Pulver, ein Esslöffel Bio Hanfsamen, eine gefrorene Banane, 200 ml Sojamilch.

Kokosnussöl gibt neue Energie für das Gehirn und verhindert, dass Fett im Körper gespeichert wird. Es wirkt außerdem als natürlicher Appetitzügler

und steigert die Fettverbrennung um
das Dreifache.

Schlank Koffeinsäure Flip

200 ml Espresso, 100 ml Cashew Milch,
eine afrikanische Kakaobohne, drei
Datteln ohne Kern (auch getrocknet),
eine Prise Chilipulver, ein Esslöffel
Melasse oder gesunder Sirup, ein Schuss
Tiramisu Sirup, eine Prise
Gewürznelkenpulver.

Gewürznelke schützt die
Magenschleimhaut gegen die
Kaffeesäure, wirkt gegen Bakterien,
Pilze, Viren und hat eine örtlich
betäubende Wirkung.

Fatburner Stoffwechsel Flip

Eine Stange Sellerie, fünf frische
Pfefferminzblätter, Saft einer Zitrone, 1

Esslöffel Magnesium Flocken, eine
Handvoll Himbeeren, eine große Tasse
Buttermilch, 1 Teelöffel frisch geriebener
Ingwer, 1 Esslöffel Chia Samen, ein
halber Teelöffel Zimt, ein Esslöffel
Dattelsirup, ein Esslöffel Walnüsse.

Walnüsse sind voll mit Antioxidantien,
Vitamin E und Melatonin und
verbessern die Blutfettwerte.

300 % mehr Sauerstoff Flip

Eine Tasse Kaktussaft, Saft einer Orange,
eine Bio Birne, ein Spritzer Zitronensaft,
ein Glas Mineralwasser, ein Teelöffel
Triphala Haritaki Pulver, Honig nach
Geschmack, 2 Esslöffel Brennesselsaft.

Das Triphala Haritaki Pulver besteht aus
ayurvedischen Heilpflanzen und erhöht
den Sauerstoffgehalt im Blut bis zu

300%. Der Kaktussaft speichert Feuchtigkeit im Körper.

Grundumsatz Flip

Einen großen Becher Eiswürfel, eine gute Prise Chilipulver, 3 Tassen Espresso, 1 Teelöffel Kokosöl, 1 Teelöffel Ahornsirup.

Alle Zutaten erhöhen den Stoffwechsel und der Kälte Kick erhöht den Grundumsatz.

Indischer Anti-Fett Stoffwechsel Flip

Eine Handvoll gedünsteter Mangold, eine große gekochte Kartoffel, 1 Esslöffel Olivenöl, eine Handvoll gedünstete Shiitake Pilze, einen halben Teelöffel Curry Mischung aus Gewürznelke, Kurkuma, Zimt, schwarzem Pfeffer und Kreuzkümmel, eine Prise Gugglu Pulver.

Das indische Myrrhe Pulver wirkt stimulierend auf den Fettstoffwechsel durch eine erhöhte Schilddrüsenaktivität und senkt den Cholesterinspiegel. (Bei Problemen mit der Schilddrüse fragen Sie bitte Ihren Arzt)

Darm mit Charme Flip

Eine reife Papaya, ein Teelöffel Flohsamen, eine geschälte Stange Rhabarber, 2 getrocknete oder frische Aprikosen, 1 Teelöffel Honig, eine kleine Banane und eine Prise Salz.(wirkt stark abführend)

Die Banane reinigt die Darmwände und wirken dem Mineralstoffverlust mit großen Mengen an Magnesium, Kalium und Pektin entgegen. Das Salz bindet Wasser im Körper. Die Papaya, reif oder unreif mit Salz und Chili gewürzt, ist in Asien das klassische Abführmittel.

Wasser Marsch Flip

Eine Handvoll frische, essbare Löwenzahnblätter oder Löwenzahntee, eine kleine Honig oder Wasser Melone, 3 Wacholderbeeren, eine Handvoll frische Kresse.

Löwenzahn und Wacholderbeeren haben eine stark entwässernde Wirkung auf den Körper.

Glückshormon Stoffwechsel Flip

Ein kleiner Bio Apfel, ein Esslöffel Mandeln, eine Tasse entkernte Kirschen, ein Teelöffel Magnesiumöl, eine halbe Tasse Weizenkeime, 2 Esslöffel Kürbiskerne, eine kleine Banane, ein Esslöffel roher Honig, zwei Tassen Sojamilch, ein Esslöffel geraspelte Vollmilchschokolade, eine Prise Chili.

Mandeln, Kirschen, Haferflocken und Sojamilch erhöhen den Dopaminspiegel. Kürbiskerne, Bananen und geraspelte Vollmilchschokolade erhöhen den Serotoninspiegel. Einem glücklichen Tag steht also nichts mehr im Weg.

Anti-Heißhunger Flip

2 Esslöffel Hibiskusblüten Saft, eine Tasse abgekühlter Pfefferminztee, eine Handvoll frische Pfefferminzblätter, 50 g getrocknete Aprikosen, ein Glas frisch gepresster oder wäre es wird sich mag, ein Glas Tomatensaft, drei Esslöffel Magerjoghurt, ein Glas crushed ice.

Hibiskusblüten Saft stabilisiert den Blutzuckerspiegel und wirkt dem Hungergefühl entgegen.

Golo Superstar Stoffwechsel Flip

Eine halbe Bio Gurke, 2 Teelöffel frischer geraspelte Ingwer, Saft einer Zitrone, 1 Esslöffel Olivenöl, ein großes Glas Dickmilch, ein kleiner Becher Naturjoghurt.

Die Golo Diät mit seinen naturbelassenen Zutaten wird bevorzugt von Supermodels zur schlanken Linie gegessen.

Last Minute Body Stoffwechsel Flip

5 getrocknete Pflaumen, Saft einer Zitrone, zwei Gläser frisch gepresster Orangensaft, 1 Teelöffel MCT Öl.

Die Caprylsäure im MCT-Öl balanciert den Blutzuckerspiegel aus und wirkt so

Heißhungerattacken entgegen.
Pflaumen wirken harntreibend und
abführend und zaubern so schnell eine
schlanke Silhouette.

Süß und würzig Feuer Flip

**Drei kleine getrocknete Feigen, 2
Esslöffel Ricotta, zwei Tassen
Magermilch, eine Prise Zimt, eine Prise
Chili , ein Esslöffel Reissirup - für die
süße Variante.**

**Zehn kleine Babykarotten, 2 Esslöffel
Hummus, ein Teelöffel scharfes
Currypulver, einen Esslöffel Maggikraut
frisch - für die würzige Variante.**

Maggikraut wirkt
stoffwechselanregend,
entzündungshemmend, krampflösend
und entwässernd. Maggikraut enthält
Apfelsäure, Bitterstoffe und ätherische
Öle und heizt den Fettstoffwechsel an.

Zauberberre Stoffwechsel Flip

Eine Handvoll Goji-Beeren, eine Handvoll Erdbeeren, eine Handvoll Blaubeeren, Saft einer Zitrone, 2 Esslöffel essbare Holunderblüten oder zuckerfreie Holunderblütensaft.

Die Goji-Beere lässt besonders das Hüftgold schmelzen und die Holunderblüten haben, wegen des hohen Gehalts an Vitamin C, einen Fatburner Effekt und regen den Stoffwechsel effektiv an.

Zaubergemüse Stoffwechsel Flip

Eine Handvoll Wirsing, Grünkohl, Spitzkohl, Blumenkohl und Chinakohl oder eine Tiefkühl Mischung aus den verschiedenen Kohlsorten, 1 Teelöffel

Olivenöl, zwei Tassen Birnensaft ungezuckert, ein Esslöffel Kokosflocken oder Sesamsaat.

Die ätherischen Öle im Kohl und die Mineralstoffe wie Kalium und Calcium regen den Stoffwechsel besonders an und stärken das Immunsystem.

Fett-Killer Kräuter Flip

Ein Glas Mandelmilch, zwei Teelöffel Matcha Pulver, zwei Handvoll Babyspinat, eine Banane, ein Teelöffel Algenpulver, eine Handvoll frische Petersilie und Kresse, einen halben Teelöffel Korianderpulver, 1 Teelöffel Olivenöl, Zitronengras frisch nach Geschmack, eine zerbröselte Scheibe Pumpernickel.

Alle Kräuter pushen den Stoffwechsel und der Pumpernickel mit seiner 700 Jahre alten Rezeptur enthält viele gesunde Ballaststoffe, Vitamine, Protein und Mineralien. Diese wirken Herz und Kreislauf stärkend.

Anti-Stress Wellness Stoffwechsel Flip

Eine Handvoll gekochter Quinoa Mix, 1 kleine Karotte, eine kleine Avocado, eine Handvoll frischer Koriander, eine kleine Zucchini, ein Esslöffel Kokosnussöl, eine Handvoll weiche Kichererbsen, 1 cm Tamarinde, eine Tasse Kokosmilch, eine Tasse Sojamilch, eine Prise Salz und Pfeffer, 1 Esslöffel Pinienkerne, eine kleine Knoblauchzehe, eine kleine geschälte Tomate, ein Teelöffel frischer geraspelte Ingwer, eine kleine Handvoll Reife oder unreife Mangostücke.
(Portion für den ganzen Tag)

Ingwer ist ein Tausendsassa, der nicht nur bei der Fettverbrennung hilft und satt macht, sondern auch die gesamte Nährstoffaufnahme im Körper erleichtert. Er verbessert die Blut Zirkulation und gleicht den Blutzuckerspiegel aus.

Stoffwechsel 3 Komponenten Eiweiß Flip

Eine Tasse Kokosmilch, zwei Esslöffel frischer Bärlauch, 1 Esslöffel Olivenöl, eine Handvoll frisches Basilikum, ein Esslöffel Balsamico Essig, eine Tasse Magerquark, 1 Esslöffel Mandelmus, eine Tasse starker Chai Tee, eine kleine Banane, ein Esslöffel Hanfproteinpulver, 2 Esslöffel geröstete Vollkornhaferflocken.

Vollkornhaferflocken fördern den Muskelaufbau, geben viel Energie, belasten den Insulinspiegel nicht und helfen beim Abnehmen. Japanische Wissenschaftler haben festgestellt, dass Balsamico Essig mit mindestens 5% Säureanteil, das Fett fünfmal so schnell

schmelzen lässt, als im Durchschnitt.
Ein Kilo Gewichtsreduktion am Tag
waren keine Seltenheit. Auch der
Bärlauch steckt voller Vitalstoffe, pusht
den Stoffwechsel und entgiftet.

Kloster Flip

**3 Esslöffel Weizenvollkornschrot, kleine
Handvoll Mandeln, eine kleine Banane,
ein Esslöffel Agavendicksaft, eine Prise
Muskatnuss, eine Prise Nelkenpulver, 1
Teelöffel Zimt, Salz und Pfeffer, 2
Esslöffel Quark, ein halben Teelöffel
Bärwurzpulver.**

Die Bärwurz regt den Fettstoffwechsel
an, stärkt die Darmflora und das
Immunsystem.

Relax Flip für qualitativ hochwertigen Schlaf

Ein Esslöffel geraspelte dunkle Schokolade mit 90% Kakaoanteil, ein Esslöffel Honig, zwei gehackte Blätter Salbei, eine Prise Ashwaganghapulver (indischer Ginseng auch Schlafbeere genannt.), Lavendel-Tinktur 10 Tropfen aus echter Lavendula.

Lavendel wirkt angstlösend, hilft gegen Schlafstörung, gegen leichte Depressionen und Unruhe. Die indische Schlafbeere ist eine Wunderbeere mit vielseitigen Eigenschaften. Sie senkt den Stresshormonspiegel Cortisol, wirkt blutreinigend, stärkt das Herz, lindert Ödeme und repariert sogar Nervenzellen. Ein gesunder Schlaf von mindestens sieben Stunden, regt den Stoffwechsel an und fördert die Wachstumshormone über Nacht, die uns jung und frisch machen.

Habermus Stoffwechsel Flip

Eine Tasse gekochte Dinkelflocken, ein kleiner Bio Apfel, ein halben Teelöffel frisch geriebener Ingwer, eine Prise Zimt, 1 Teelöffel Ahorn Sirup, 2 Esslöffel Joghurt, ein Teelöffel Kürbiskerne, ein Teelöffel getrocknete Cranberries, ein Teelöffel Kokosnussflocken, ein halben Teelöffel Galgantpulver.

Das Galgantpulver wirkt stimmungsaufhellend, motivierend, wird gegen Schlappheit und Frühjahrsmüdigkeit. Forscher fanden heraus, dass Cranberries ein Superfood mit großer Wirkung ist. Die Pflanzenstoffe Polyphenole stimulieren den Fettstoffwechsel und schützen die Rezeptoren der Zellen. Dies erleichtert die Glukoseaufnahme .Folglich werden weniger Kohlenhydrate in Fettsäuren umgebaut.

Super Hallo Wach Stoffwechsel Flip

3 Esslöffel Bio Müsli Mischung nach Wahl, eine Tasse Joghurt, ein Teelöffel Katzenminze, eine Prise Betelnuss, eine Prise Rosenwurz, 1 Teelöffel Honig, eine Prise Kokanuss.

Die Kokanuss/ Betelnuss enthält mehr Koffein als Kaffee , macht sehr schnell hellwach und befeuert den Stoffwechsel.

Schlank und fit Stoffwechsel Flip

½ Tasse Aroniabeeren, eine Prise geschälter Hanf, 2 Esslöffel Walnusskerne, drei Esslöffel Buchweizenflocken, drei Esslöffel Nussmus, 2 Esslöffel Orangensaft, 1 Becher Magerjoghurt, 2 Esslöffel geraspelte Zartbitterschokolade mit

mindestens 75% Kakaoanteil, eine Prise Agastya Rasayanam.

Das Agastya Rasayanam aus der ayurvedischen Medizin wirkt verjüngend und stärkt den Körper. Es senkt hohen Blutdruck und wirkt anregend auf den Fettstoffwechsel. Die Gerbstoffe der Aroniabeeren senken den Fettgehalt im Blut.

Kollagen Hautstoffwechsel Flip

Eine enthäutete Tomate, eine kleine reife Avocado, 1 Teelöffel

Distelöl, einen halben Teelöffel Kurkuma, eine Tasse Kokosmilch, 1 Esslöffel Haferflocken, eine kleine Süßkartoffel.

Süßkartoffeln stärken das Zellwachstum und fördern die Kollagen

Produktion. Haferflocken mit ihrem Silizium fördern den Kollagen Aufbau und Distelöl hilft gegen unreine Haut.

Anti-Aging Flip

Eine Tasse Erdbeeren, 1 Esslöffel Leinsamen, 1 Esslöffel frischer Zitronensaft, eine große Tasse Sojamilch, eine Handvoll Frauenmantel Blätter frisch, eine Handvoll frische Melisse, eine Handvoll frische Brennessel, ein Esslöffel Agavendicksaft, 2 Esslöffel Hagebuttensaft.

Hagebutten fördern die Hyaluronsäure Bildung, glätten kleine Fältchen und sind wundheilend. Die Frauenmantel Blätter enthalten das pflanzliche Progesteron und wirken Haut klärend.

Hormon Stoffwechsel-Push Flip

2 Esslöffel Sonnenblumenkerne, 2 Esslöffel Weizenschrot, 1 Esslöffel Sesamöl, 6 getrocknete große Datteln, ein großes Glas Vanille Sojamilch, ein Teelöffel Yamswurzelpulver, ein Teelöffel Rotkleepulver, ein Esslöffel Birkensirup, ein Esslöffel geröstete Kürbiskerne.

Die Kürbiskerne enthalten über 80% ungesättigte Fettsäure und kurbeln die Östrogenproduktion an. Die Yamswurzel als Phytohormon gleicht Progesteronmangel aus und fördert das Wachstumshormon DHEA.

Rosenhaut Flip

Ein Esslöffel frischer Salbei, ein Esslöffel essbare Malvenblüten, zwei Tassen Joghurt oder Quark, 1 Teelöffel Stevia, 4 Tropfen Rosenöl, 4 Tropfen Rosmarinöl.

Salbei kräftigt das Bindegewebe. Die Malve wurde im Mittelalter gegen Hautgeschwüre und bei Wundheilung eingesetzt. Rosenöl hilft gegen fettige Haut und fördert die Zellerneuerung und Rosmarinöl durchblutet die Haut.

Verjüngter Stoffwechsel Fruchtbarkeits Flip

Ein großes Glas frisch gepresster Grapefruitsaft, eine Handvoll frische Basilikum, 2 Esslöffel Rosmarin Honig, ein großes Glas Crashed Ice, Saft einer Zitrone.

Rosmarin greift auf unsere Fettreserven zu, regt den Fettstoffwechsel und den Kreislauf an. Basilikum regt ebenfalls den Stoffwechsel an und greift ebenfalls Fettreserven an und löst Wassereinlagerungen. Grapefruchtsaft ist nicht nur ein Vitamin C Booster, der den Fettstoffwechsel ankurbeln, sondern auch das Pektin hilft beim Abnehmen. (Wer Medikamente nimmt sollte auf Grapefruitsaft verzichten oder seinen Arzt fragen)

Frische Haut Stoffwechsel Flip

2 Esslöffel Muttermilch Saft aus dem Reformhaus, eine große fein geraspelte Möhre, ein großes Glas Sanddornsaft, eine Handvoll Grünkohl, eine Tasse Magerquark.

Schon die alten Ägypter verwendeten Muttermilch zur Wundheilung. Sie wirkt außerdem hautklärend und hilft gegen Juckreiz. Sanddorn mit seinem Beta-Carotin regeneriert die Haut, regt den Stoffwechsel an und fördert die Verdauung.

Stoffwechsel Hung-over Flip

Eine Messerspitze Ginkgo-Extrakt, ein Teelöffel frisch geriebener Ingwer, ein halber Teelöffel Senfsamen, ein halber Teelöffel Fenchelsamen, eine Prise Zimt, eine Prise Pfeffer, 2 kleine Kaktusfeigen, ein Esslöffel Magnesium Flocken, zwei Tassen Reis Milch, 3 Paranüsse, 2 Esslöffel Haferflocken, ein Esslöffel Honig, zwei Esslöffel Süßholzsaft. (bei bestimmten Erkrankungen darf Süssholz nicht verzehrt werden. Bitte fragen Sie Ihren Arzt.)

Der Süssholzsaft hat mehr als 400 Inhaltsstoffe und wirkt als Lakritzwurzel gegen Magen und Darmbeschwerden, entgiftet und

stimuliert das Sättigungshormon
Leptin. Er regt die Fettverbrennung an,
wirkt abführend und harntreibend. Die
ayurvedische Kräutermischung aus
Senfsamen, Fenchelsamen, Zimt und
Pfeffer entgiftet den Körper und regt die
Durchblutung an.

Detox-Meister Flip

**Eine Handvoll Chicoreesalat, eine
Handvoll Radicchio Salat, eine Handvoll
Rucola Salat, eine große Tasse Joghurt,
eine Handvoll Brokkoli gedünstet, ein
Esslöffel Olivenöl, eine Handvoll
Basilikumblätter, eine halbe Salatgurke,
das Fruchtfleisch einer Orange, ein
Teelöffel Zitronensaft, ein halber
Teelöffel Rosenwasser, eine Handvoll
frische Schokominze.**

Die Schokominze wirkt beruhigend und
entzündungshemmend. Rosenwasser
oder Rosenblütentee ist ein
Radikalfänger, besitzt Vitamine wie A,

D, E, B3, entgiftet den Darm und hilft bei Verstopfung. Die Salatmischung mit ihrem Wirkstoff Chlorophyll schwemmt Giftstoffe und Schlacken aus, reinigt das Blut, unterstützt die Leber und Nieren bei der Entgiftung und schützt vor Schadstoffen.

Stoffwechsel Zellkur Flip

Eine Handvoll gedünsteter Rosenkohl, eine Handvoll gedünstete rote Paprika, eine Handvoll gedünsteter Brokkoli, 6 Pekannüsse, eine Tasse Reisflocken, eine Prise Paprikapulver und eine Prise Ingwer Pulver, ein Esslöffel Sommerblütenhonig.

Sommerblütenhonig gib Lange Energie bis in jede Zelle. Brokkoli besitzt Superkräfte. Sulforaphane verwandelt das böse weiße Körperfett in das gute braune Fettgewebe und dieses verbrennt Energie, sprich jede Menge Kalorien. Rosenkohl hat große Mengen Mineralstoffe und Spurenelemente und

Vitamine. Es lässt das Bauchfett schmelzen und die Ballaststoffe helfen das Fett, dass die Organe umgibt zu lösen.

Hanfmüsli Flip

4 Esslöffel Haferkleie, 2 Tassen Sauermilch, eine Handvoll frische

Erdbeeren, ein Teelöffel Rosinen, 2 Esslöffel Hanfsamen, ein Spritzer frischer Zitronensaft, ein Esslöffel roher Honig, ein halber Bio Apfel, eine Prise Diptamwurzelpulver.

Das Diptamwurzelpulver hilft Adern und Nieren von Ablagerungen zu befreien. Der Hanfsamen aktiviert den Stoffwechsel und triggert den Neubau und die Reparatur von Zellen. Die Samen haben eine stark sättigende Wirkung und viele Ballaststoffe, sowie Omega 3 und 6 Fettsäuren, Spurenelemente, viele B Vitamine und das E Vitamin, dass zur Regeneration von Muskeln zuständig ist.

Anti Cellulite Flip

2 Esslöffel Buchweizensamen, eine Handvoll gedünsteter Wirsing, eine Handvoll Brombeeren, eine Handvoll gekochte Süßkartoffeln, fünf Nadeln Rosmarin oder 1 Teelöffel Rosmarinsaft, eine Handvoll gekochte Pastinaken, ein Teelöffel Tamarindenpaste.

Die Tamarindenpaste reduziert Bauchfett, befeuert den Stoffwechsel, hebt den Serotoninspiegel, blockiert die Einlagerung von Fett durch Doxyzitronsäuren und reduziert so sichtbar die Cellulite.

Sommerwiese Flip

Zwei Handvoll Borretsch, drei Esslöffel Wegerich Saft, ein Esslöffel Eisenkraut, 3 Tropfen Johanniskrautöl, 1 Esslöffel Honig, zwei Tassen Joghurt, eine Messerspitze Mädesüß Extrakt.

Mädesüß Extrakt wird im Körper zu Salicylsäure umgewandelt und hat so eine entzündungshemmende und schmerzlindernde Wirkung. Johanniskraut hebt die Stimmung und wirkt gegen Traurigkeit. Borretsch wirkt beruhigend und entgiften. Eisenkraut wirkt in Stressphasen entspannend.

Schlank und glücklich Stoffwechsel Flip

Eine große Handvoll Blaubeeren, Saft einer Bio-Zitrone, eine Handvoll Wildkräuter, eine Tasse Rucola, eine Kakaobohne, ein Esslöffel Leinsamen,

ein großer Becher Kefir, 4 Esslöffel
Möhrensaft, ein Teelöffel Apfelessig, ein
Esslöffel Manioka Wurzelpulver, 3
Safranfäden.

Safran enthält dreihundert verschiedene
Inhaltsstoffe. Safran wirkt
angstlösend, stimmungsaufhellend,
schmerzlindernd und stärkt das Herz
und die Seele. Eine brandneue
wissenschaftliche Studie hat gezeigt,
dass täglich 200 g Blaubeeren besonders
das Bauchfett reduzieren. Blaubeeren
aktivieren eine Gruppe von Genen, die
dem Körper befehlen: Fett und Zucker
verbrennen! Auch Apfelessig heizt die
Fettverbrennung an, zügelt den Appetit
und regt die Verdauung an.

Gute Nacht Seelenwärmer Flip

Ein Bund Bio Radieschen, zwei Esslöffel
Sesamkörner, eine Handvoll gekochte

Kichererbsen, eine Handvoll gekochte Süßkartoffeln, eine Handvoll gebratene Pilze, eine Prise Sandelholzpulver.

Sandelholzpulver wärmt den Körper und die Seele und ist krampflösend. Sesam enthält sehr viel Eiweiß und ist deshalb als Abendessen geeignet, um im Schlaf die Wachstumshormone und den Fettstoffwechsel anzuregen.

Kaiser Frühstück Stoffwechsel Flip

Eine große Handvoll frische oder gefrorene Himbeeren, 1 Esslöffel Chia-Samen, eine Tasse Feinblatt Haferflocken, ein großes Glas Hafermilch, eine Messerspitze frische Vanille, 4 getrocknete Aprikosen, 1 Esslöffel gehackte Pistazienkerne, 1 Esslöffel Sauerrahm.

Sauerrahm besitzt viel Calcium,
Vitamin A, E, B2, B12 und C. Es stärkt
die Knochen und Muskeln. Die Vanille
wirkt anregend und
stimmungsaufhellend und gibt gute
Laune für einen neuen Tag. Die Hafer
Milch macht satt, bringt die Verdauung
auf Trab, stärkt das Immunsystem und
gibt ebenfalls einen gute Laune
Glückskick. Die Ballaststoffe der
Haferflocken heizen den Stoffwechsel
ein.

Nachwort

Wir hoffen, dass wir Sie mit diesem modernen, gesunden Lifestyle überzeugen konnten!

Die 3 Tage Blitz Stoffwechsel Kur ist der Startschuss für ihre Idealfigur und eine neue Ernährungsform, für mehr Lebensenergie und Zufriedenheit Tag für Tag. Mit der 3 Tage Stoffwechsel Blitzkur haben sie alle essentiellen Nährstoffe, die Sie gesund und jung erhalten. Diesen Speiseplan können Sie immer wieder in ihren Alltag einbauen und geben damit ihrem Stoffwechsel, was er wirklich braucht!

Impressum

Das Werk einschließlich aller Inhalte ist urheberrechtlich geschützt. Der Nachdruck oder die Reproduktion, gesamt oder auszugsweise, sowie die Einspeicherung, Verarbeitung, Vervielfältigung und Verbreitung mit Hilfe elektronischer Systeme, gesamt oder auszugsweise, ist ohne schriftliche Genehmigung des Autors untersagt. Alle Übersetzungsrechte vorbehalten. Die Inhalte dieses Buches wurden anhand von anerkannten Quellen recherchieren und mit hoher Sorgfalt geprüft. Der Autor übernimmt der noch keinerlei Gewähr für die Aktualität, Richtigkeit und Vollständigkeit der bereitgestellten Informationen. Haftungsansprüche gegen den Autor, welche sich auf Schäden gesundheitlicher, materieller oder ideeller Art beziehen, die durch die Nutzung oder Nichtnutzung der dargebotenen Informationen bzw. durch die Nutzung fehlerhafter und unvollständiger Informationen verursacht wurden, sind grundsätzlich ausgeschlossen.

Die hier vorgestellten Informationen und Rezepturen wurden nach bestem Wissen und Gewissen geprüft. Die Informationen ersetzen auf keinen Fall eine Beratung oder Behandlung durch einen ausgebildeten Arzt. Die Informationen dürfen und können nicht verwendet werden, um eigenständig Diagnosen zu stellen oder Behandlungen anzufangen.